D^t François SALLES

Ancien Externe des Hôpitaux de Bordeaux

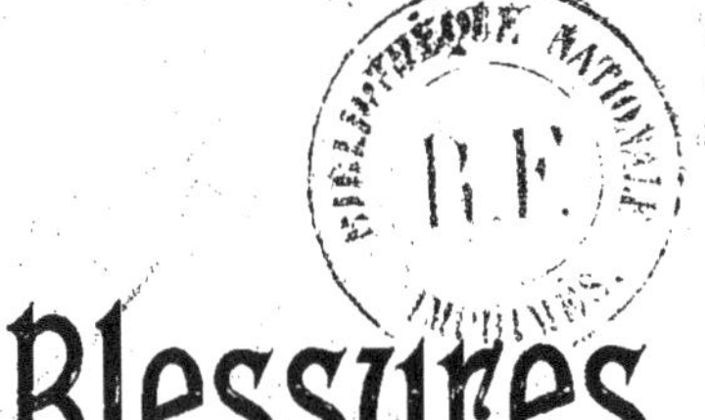

Blessures de l'intestin

au cours des néphrectomies

Fistules intestinales consécutives

BORDEAUX

IMPRIMERIE DE L'UNIVERSITÉ

Y. CADORET

17, Rue Poquelin-Molière, 17

—

1920

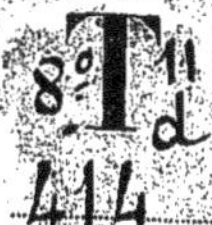

Dr François SALLES

Ancien Externe des Hôpitaux de Bordeaux

Blessures de l'intestin

au cours des néphrectomies

Fistules intestinales consécutives

BORDEAUX

IMPRIMERIE DE L'UNIVERSITÉ

Y. CADORET

17, Rue Poquelin-Molière, 17

1920

A LA MÉMOIRE DE MON PÈRE, LE Docteur SALLES

A LA MÉMOIRE DE MON FRÈRE

A LA MÉMOIRE DE MA GRAND'MÈRE

A MA MÈRE

Bien faible témoignage de ma profonde
affection et de ma reconnaissance infinie.

A MES PARENTS

A TOUS MES AMIS

ET PLUS PARTICULIÈREMENT

A Monsieur POUYDEBAT

Rédacteur des Postes

ET A Messieurs les Docteurs BOUVIER ET BORDES

A MES MAITRES DE LA FACULTÉ ET DES HOPITAUX

Monsieur le Professeur agrégé VENOT ;
Monsieur le Professeur AUCHÉ ;
Monsieur le Professeur W. DUBREUILH (Externat 1912-13).

A Monsieur le Professeur agrégé J. GUYOT

Professeur agrégé à la Faculté de Médecine de Bordeaux,
Chirurgien titulaire de l'Hôpital Saint-André,
Membre correspondant de la Société de chirurgie,
Chevalier de la Légion d'honneur,
Décoré de la Croix de guerre,
Officier de l'Ordre de Sainte-Anne de Russie,
Officier de l'Instruction publique.

(EXTERNAT 1913-1914).

Bien respectueux remerciements pour toute la sympathie et la sollicitude qu'il m'a sans cesse témoignées au cours de mes études

Je garderai le meilleur souvenir de ses conseils si compétents et si éclairés.

A mon Président de Thèse,

Monsieur le Professeur POUSSON

Professeur de Clinique des maladies des voies urinaires à la Faculté de Médecine de Bordeaux,
Membre correspondant de la Société de chirurgie,
Membre correspondant de l'Académie de Médecine,
Chevalier de la Légion d'honneur,
Officier de l'Instruction publique.

A vous qui m'avez initié et surtout guidé par vos précieux conseils dans la pratique médicale et chirurgicale des voies urinaires, et qui me faites l'honneur de présider cette thèse après m'en avoir confié l'étude, je dédie ce modeste travail et vous remercie de grand cœur.

Croyez, mon cher Maître, à toute ma reconnaissance et à ma profonde admiration.

BLESSURES DE L'INTESTIN

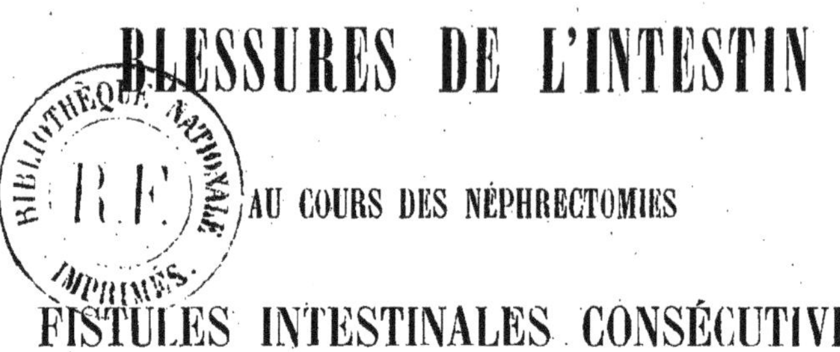

AU COURS DES NÉPHRECTOMIES

FISTULES INTESTINALES CONSÉCUTIVES

INTRODUCTION

Parmi les divers procédés employés de nos jours pour l'ablation du rein, la néphrectomie lombaire postérieure extra-péritonéale paraît être infiniment préférable, à tous les points de vue, à la néphrectomie antérieure transpéritonéale, qui est beaucoup plus dangereuse ou, du moins, un procédé d'exception que nous n'envisagerons pas dans ce travail.

Certains chirurgiens préconisent cependant cette voie antérieure dans les grosses tumeurs rénales et en particulier pour les cancers du rein.

Mais la néphrectomie lombaire semble, en effet, plus facile et plus bénigne; c'est l'opinion de notre maître, M. le professeur Pousson, partagée d'ailleurs par la majorité des chirurgiens. Cette opération, d'une exécution relativement aisée la plupart du temps, peut cependant être accompagnée d'incidents divers complètement indépendants de l'acte opératoire lui-même.

De nombreuses statistiques ont été publiées jusqu'à ce jour sur la mortalité opératoire et sur les résultats immédiats et éloignés de cette intervention.

Les incidents ou accidents possibles de la néphrectomie signalés dans ces diverses statistiques sont :

1° *Les hémorragies* et, en particulier, les blessures de la veine cave inférieure;

2° *Les blessures de la plèvre;*

3° *Les blessures du péritoine;*

4° *Les lésions de l'intestin.*

Bien que cette dernière complication soit devenue très rare, il nous a été possible, cependant, de grouper un certain nombre d'observations relatives à ces fistules intestinales et consécutives à des blessures probables de l'intestin au cours des néphrectomies.

L'une d'elles nous a paru particulièrement intéressante, car il s'agit d'une fistule tardive du duodénum.

Cet incident opératoire, ou plutôt consécutif à l'acte opératoire lui-même, fera surtout l'objet de ce modeste travail.

Notre maître, M. le professeur Pousson, qui nous en a fourni les éléments, nous a fait l'honneur de nous confier l'exécution de cette étude. Malgré tous nos efforts, il restera beaucoup de choses à ajouter; notre crainte est d'être inférieur à la tâche qui nous a été confiée.

Nous devons à ce maître vénéré l'hommage de toute notre reconnaissance pour la bienveillance qu'il nous a toujours manifestée.

Nous garderons le meilleur souvenir de son précieux enseignement, qu'il nous a prodigué avec une extrême bonté pendant notre séjour comme interne dans son service de l'hôpital du Tondu et du centre d'urologie de Bordeaux.

Malgré les nombreuses recherches que nous avons pu faire dans la littérature médico-chirurgicale des voies urinaires et plus particulièrement des affections rénales, nous n'avons pu recueillir qu'un très petit nombre de faits sur les lésions de l'intestin au cours de la néphrectomie.

La chirurgie moderne a fait des progrès tellement considérables et surtout depuis que la néphrectomie sous-capsulaire est entrée dans la pratique chirurgicale, que les complications intestinales de cette opération sont devenues très rares, si rares même, que c'est à peine si l'on retrouve quelques exemples.

Nous publions dans ce travail cinq observations, dont deux sont relatives à des fistules duodénales, et trois ont trait à des fistules du côlon. Ces observations nous ont été fournies par notre maître, M. le professeur Pousson, et par M. le docteur Oraison, ancien chef de clinique dans le service.

Nous y ajouterons six autres observations appartenant à Pagès, thèse de Lyon, 1908-1909; à Bœckel, thèse de Nancy, 1911-1912; à MM. Legueu et Nicolich, Société française d'urologie, 1910. Enfin, à M. Michon et à M. Legueu, Société française d'urologie, 1920. Ces deux dernières observations, qui ont trait à des néphrectomies lombaires suivies de fistules duodénales, ont fait l'objet d'une discussion à la dernière réunion de cette Société.

Dans ce travail, nous chercherons surtout à préciser les conditions anatomo-pathologiques et opératoires dans lesquelles se produisent ces blessures de l'intestin, ainsi que les fistules primitives et secondaires qui peuvent en résulter. Nous examinerons les conséquences de pareilles lésions et la conduite à tenir en présence d'une telle éventualité, en nous appuyant uniquement sur les quelques observations que nous avons pu réunir.

Nos conclusions seront conformes à ce que les connaissances chirurgicales et expérimentales actuelles présentent de plus logique, de plus rationnel, de plus scientifique.

L'ordre que nous avons adopté est le suivant :

I. Observations cliniques.

II. Conditions dans lesquelles se produisent les blessures de l'intestin :

      a) Conditions anatomiques;

      b) Conditions anatomo-pathologiques;

      c) Conditions opératoires.

III. Fistules intestinales consécutives aux blessures de l'intestin; leur siège.

IV. Suites cliniques et pronostic de ces fistules.

V. Traitement.

VI. Conclusion.

CHAPITRE PREMIER

OBSERVATIONS CLINIQUES

Observation I

(Service de M. le professeur Pousson.)

Tuberculose rénale avec énorme périnéphrite. — Néphrectomie lombaire « sous-capsulaire droite ». — Fistule duodénale consécutive. — Mort un mois plus tard.

V..., 39 ans, sans profession, entre dans le service de M. le professeur Pousson le 20 novembre 1919.

Antécédents héréditaires. — Parents morts : père, d'emphysème; mère, de paralysie. Deux sœurs bien portantes.

Antécédents personnels. — Rien de particulier dans l'enfance, sinon rougeole, à 5 ans, et légère crise de rhumatisme, à 7 ans. A 22 ans, a été opérée de laparotomie pour appendicite. A 29 ans, nouvelle crise de rhumatisme. A 38 ans, érysipèle de la face. En ce moment présente de l'oligurie depuis deux jours.

Histoire de la maladie. — Début, il y a un mois, par une douleur assez intense dans tout le flanc droit, ces douleurs l'obligeant parfois à rester couchée. Les mictions étaient fréquentes : 10 fois en moyenne dans les vingt-quatre heures; 4 ou 5 fois dans la journée, 5 ou 6 fois la nuit. Depuis quelques jours seulement la malade s'est aperçue que ses urines étaient troubles. Jamais elle n'a uriné de sang. Pas de troubles de la miction, pas de douleurs en urinant.

Amaigrissement accentué depuis un mois. A signaler que la malade tousse légèrement depuis le mois d'août, surtout le matin.

Etat actuel. — Avant de se présenter à la consultation des voies urinaires, la malade alla consulter le docteur Roche pour des douleurs subitement violentes dans le flanc droit. Ces douleurs s'atténuèrent, mais persistant cependant, elle fut dirigée sur le service de M. le professeur Pousson, où elle rentre le 19 novembre 1919.

Etat général. — Assez satisfaisant, faciès un peu pâle, léger amaigrissement. Fièvre vespérale légère, 37°8.

Appareil respiratoire. — Légère toux le matin; pas d'expectoration; pas de point de côté. A l'auscultation, rien à signaler.

Appareil circulatoire. — Bruits du cœur normaux; rien de particulier à signaler.

Appareil digestif. — Légère anorexie, constipation très accentuée. Pas de troubles digestifs, pas de vomissements; rien d'anormal dans les selles. Langue normale. L'abdomen est un peu ballonné. A la palpation, on réveille une douleur assez intense dans tout l'hypocondre droit. Le foie n'est pas augmenté de volume et la vésicule biliaire n'est pas douloureuse.

Système nerveux. — Légère inégalité pupillaire; les réflexes sont normaux.

Appareil urinaire. — *Rein gauche :* Non douloureux et non perceptible à la palpation. Points urétéraux indolores; *rein droit :* perceptible à la palpation. On trouve, en effet, dans le flanc droit, une tumeur assez volumineuse occupant tout le côté droit de l'abdomen et descendant un peu dans la fosse iliaque droite.

Toute la région lombaire, le flanc droit et l'hypocondre droit sont douloureux. Cette tumeur n'est pas mobile avec les mouvements respiratoires. Elle présente très nettement le contact lombaire. Elle est assez régulièrement arrondie dans sa configuration. Consistance ferme, pas de fluctuation nette. L'impression recueillie est pourtant celle d'une pyonéphrose ou phlegmon périnéphrétique. Points urétéraux douloureux, surtout le point urétéral inférieur (para-ombilical).

Vessie. — Mictions à peu près normales et non douloureuses. La vessie n'est pas douloureuse à la palpation abdominale.

Urines. — La crise d'oligurie est passée depuis son entrée à l'hôpital. Les urines sont troubles et ne se clarifient pas par le repos (polyurie trouble), 2 litres en vingt-quatre heures en moyenne. Pas d'hématuries.

Cathétérisme. — L'uretère droit n'admet qu'une sonde n° 6, qui ne donne pas d'urine.

L'uretère gauche admet une sonde n° 8, qui donne une urine claire. Une sonde vésicale permet de recueillir l'urine du rein droit.

L'examen histo-bactériologique et fonctionnel dénote une légère altération du rein droit.

Le rein gauche est normal et sain.

Tension artérielle : maxima, 13; minima, 11.

Azotémie : 0 gr. 47.

Constante d'Ambard : 0 gr. 30.

D'après ces divers examens, il résulte que le rein droit est malade, et le rein gauche étant sain, on décide l'intervention.

Opération le 6 décembre.

Incision de Guyon. — On tombe sur une masse considérable de périnéphrite scléro-lypomateuse. Son incision conduit sur le rein diminué de volume, que l'on enlève par néphrectomie sous-capsulaire. Ligature du pédicule sans incident. On pratique ensuite l'exérèse des masses scléreuses. La loge rénale se présente alors lisse, sans suintement sanguin. Un drain est placé à l'angle supérieur de la plaie. On fait ensuite la suture de la paroi.

Examen de la pièce. — La capsule de ce rein, qui est plus petit que normalement et extrêmement lobulé, est très épaissie et comme lardacée. Elle se détache assez bien, sauf en certains points, où elle fait corps avec la substance rénale; donc capsulite. Dans l'atmosphère adipeuse du rein, tissu lardacé, qui fait comme une deuxième capsule.

Dans la coupe, ce rein est petit, de consistance dure et extrêmement dégradé. Pas de limite entre la joue corticale et médullaire. Le hile est surchargé de graisse, remontant assez haut, à 95 millimètres de la corticale; *pas d'abcès.*

Suites opératoires. — *Le 7 décembre : pas de sang.*

Etat général assez bon; pouls, 90; température, 37°2; la quantité d'urine est de 800 gr.

Le 8 décembre : pouls, 104; temp., 36°6; urines, 700 gr. On fait 300 gr. de sérum sucré adrénaliné et un peu d'huile camphrée.

Le 10 décembre : pouls, 100; temp., 37°; urines, 900 gr. Les urines sont à peu près claires. On fait encore 300 gr. de sérum sucré adrénaliné.

Le 12 décembre : état général très satisfaisant; pouls, 90; temp., 37°2; urines, 1,200 gr., claires. La malade qui, jusqu'à ce jour, n'avait pris que du lait et du bouillon, commence à s'alimenter.

Le 16 décembre : température : matin, 37°2; soir, 38°; pouls, 100. La quantité des urines varie entre 1,200 et 1,500 gr.; elles sont devenues très claires.

En refaisant le pansement, on s'aperçoit que ce dernier est souillé par une grande quantité de liquide jaune verdâtre ayant tous les caractères de la bile (couleur, odeur). Il s'agit d'une *fistule biliaire, probablement consécutive à une perforation du duodénum.*

Le 20 décembre : l'état général de la malade est à peu près stationnaire. Mais, à la suite de cette fistule, la plaie cutanée ne tarde pas à s'altérer et à se désunir partiellement. Dans le voisinage de la plaie, la peau s'irrite considérablement et s'ulcère même par une digestion véritable, à tel point qu'au bout de quelques jours, tout le flanc gauche n'est qu'une vaste plaie extrêmement douloureuse au moindre contact. Par la suture désunie s'écoule abondamment un liquide louche, jaunâtre, dont on réussit à recueillir une certaine quantité en introduisant dans la plaie un drain qui pénètre profondément.

L'analyse du liquide dénote son origine intestinale.

ANALYSE. — *Examen du liquide* passant par la fistule :

Liquide jaune hépatique neutre au tournesol. — Réaction. — Amphatère.

Présence de :

    Grains d'amidon;

    Sucres réducteurs;

    Bile;

    Globules de pus.

En résumé, mélange de suc intestinal, de bile et de pus.

Malgré le drainage, le lavage de la plaie au sérum, la protection des téguments par des compresses vaselinées, il ne survient aucune amélioration; la peau, autour de la plaie, continue à être véritablement digérée, et la malade s'affaiblit notablement.

L'absorption d'un cachet de bleu de méthylène est suivie au bout de quelques heures de l'évacuation de liquide coloré très fortement en bleu.

Le 25 décembre : la fistule ne diminuant pas et l'état de la malade s'aggravant de jour en jour, on décide de faire une nouvelle intervention, pratiquée le lendemain.

Le 26 décembre : Deuxième intervention; anesthésie chloroformique. — La plaie est dénudée et l'on pénètre dans une cavité assez profonde, ravinée, rouge, saignant au moindre contact. Dans le fond, on aperçoit un petit orifice fistuleux, large de 7 à 8 millimètres, par où s'échappe du liquide à chaque mouvement respiratoire. Cet orifice, agrandi, conduit dans l'intestin, que l'on reconnaît à la présence de valvules conniventes.

La suture de l'orifice est tentée. — Elle est réalisée avec aiguille de couturière et fil de lin et on réussit à superposer trois plans de suture : premier plan, muqueux; deuxième plan, constitué par le péritoine de la face antérieure du duodénum, que l'on fait glisser en arrière en un pli qui vient recouvrir la première suture (sans ouverture du péritoine); troisième plan, fibreux. La plaie est laissée largement ouverte.

Le 28 décembre : une amélioration manifeste s'est produite. La fistule reste oblitérée, les téguments, à l'entour de la plaie, se modifient avec une rapidité considérable.

Le 31 décembre : la vaste ulcération qui existait est déjà cicatrisée.

Malheureusement, le lendemain, c'est-à-dire le 2 janvier, la fistule se reconstitue et autant l'amélioration avait été rapide, autant l'aggravation nouvelle fait des progrès.

Le 4 janvier : le pouls est à 120; la température, 37°4; le taux des urines diminue, 450 gr.

Malgré les toni-cardiaques et les injections de sérum, l'état général baisse, la dénutrition devient considérable et la malade *s'éteint le 6 janvier, c'est-à-dire onze jours après la deuxième intervention.*

Autopsie. — L'autopsie pratiquée permet de constater que la brèche duodénale siégeait à la partie moyenne, postéro-latérale de la deuxième portion du duodénum, au niveau de l'embouchure de l'ampoule de Vater.

OBSERVATION II (résumée).

(Docteur ORAISON.)

Néphrectomie lombaire droite extra-capsulaire pour tuberculose rénale. — Fistule duodénale consécutive. — Mort le douzième jour après l'opération.

Homme de 35 ans. Tuberculose rénale droite; le rein gauche est normal.

Néphrectomie lombaire extra-capsulaire assez difficile. On pose un clamp sur le pédicule, qui est très court et très adhérent. La pince est laissée à demeure trois jours, après lesquels elle est enlevée.

Le surlendemain, c'est-à-dire deux jours après, le pansement est abondamment souillé d'une matière pâteuse, jaune verdâtre, et dans l'intervalle des repas, il s'écoule spontanément par la plaie une grande quantité de liquide de même couleur. L'analyse révèle que ce liquide est de la bile.

Après les repas ce liquide se transforme en une matière beaucoup plus épaisse et louche, représentant un mélange de chyme et de bile.

Le malade subit une dénutrition intense et rapide. Il succombe le neuvième jour, après l'ablation de la pince, c'est-à-dire le douzième jour après la néphrectomie.

En raison de la rapidité d'évolution des accidents, il n'a pas été possible de tenter une nouvelle intervention.

Observation III

(Ed. Michon, Société française d'urologie, 1er janvier 1920.)

Hydronéphrose suppurée, néphrotomie. — Néphrectomie droite secondaire suivie de fistule duodénale. — Guérison spontanée.

Une femme, âgée de 35 ans, entre en mars 1919 à l'hôpital Beaujon, pour une crise abdominale aiguë, avec vomissements et fièvre; on constate alors, dans l'hypocondre droit, une tumeur volumineuse et tendue, très douloureuse ; le diagnostic d'hydronéphrose s'impose. D'ailleurs, la malade nous dit que, depuis dix ans, elle souffre du côté droit et que, de temps en temps, des crises plus violentes se surajoutent à la douleur permanente. Il s'agit donc d'une hydronéphrose intermittente actuellement infectée. Par suite de cette infection assez grave on décide de pratiquer une néphrectomie en deux temps. Une simple néphrotomie est faite le 15 mars. Les suites en sont simples; la fièvre tombe immédiatement et l'état général se relève rapidement.

Le 3 avril, on procède à la néphrectomie; celle-ci ne présente pas de difficulté particulière. Tout d'abord, le péritoine, extrêmement mince, adhère intimement à la face antérieure de la tumeur; il est déchiré et suturé immédiatement. Mais à mesure que l'on approche du pédicule rénal, la libération est plus facile. Ce pédicule n'est pas épais, il est souple, assez long; on aperçoit très nettement le duodénum dont la deuxième portion est entraînée par la traction sur le rein. On la voit si nettement que je le montre aux assistants et que je mets une ligature directe, des plus faciles à poser, à distance et en dehors de ce duodénum si nettement visible.

L'opération avait été absolument correcte et je n'avais aucune crainte sur les suites opératoires.

Fermeture incomplète de la plaie lombaire, et comme il s'agissait d'une néphrectomie septique, mise d'un drain de caoutchouc assez long.

Tout se passa d'abord comme je le croyais; la température ne s'éleva pas; comme il y avait de la suppuration de la plaie, le drain ne fut pas retiré.

Le 10 *avril*, c'est-à-dire une semaine entière après la néphrectomie, la malade se sentit mouillée. On ouvre le pansement, il
est inondé d'un liquide jaunâtre bilieux; le soir, le suintement a de
nouveau traversé le pansement, qui doit être refait; on constate
la présence du même liquide jaunâtre, mêlé de débris caséeux,
dus au lait que la malade a pris dans la journée. Il n'y a aucun
doute sur l'existence d'une fistule duodénale.

Le lendemain, 11 avril, le suintement persiste, même plus abondant que la veille. La peau de la région lombaire commence à
rougir sous l'action du suc intestinal. En présence d'une complication si grave, je résolus de rouvrir la plaie lombaire et de tenter
ainsi la suture de la fistule. C'était là un espoir chimérique; malgré
une anesthésie générale, malgré la désunion complète de la vaste
incision lombaire, je n'arrivai même pas à voir la fistule intestinale.
Je constatai, par contre, que le drain de caoutchouc, très long et
toujours en place, touchait le fond de la plaie; je le supprimai.

A ma grande surprise, le soir même, l'écoulement par la plaie
avait beaucoup diminué et le lendemain il avait cessé complètement et définitivement cessé. La fistule s'était guérie spontanément.
Ce matin, j'ai revu la malade, elle se porte parfaitement bien et ne
présente aucun trouble gastrique ni duodénal.

Observation IV

(Legueu, Société française d'urologie, 1920.)

**Phlegmon périnéphrétique, incision. — Néphrectomie sous-capsu-
laire droite un an après. — Fistule duodénale un an après la
néphrectomie. — Mort quatre mois après sa fistule.**

Il s'agit d'un malade que j'ai vu pour la première fois à l'hôpital
Necker, dans ma clinique, au mois de février 1915, pour des douleurs dans les reins, avec des symptômes de cystite.

A son arrivée, on constatait un phlegmon périnéphrétique du
côté droit et, quelques jours après, on devait lui opérer le phlegmon par une incision lombaire et un drainage.

La suppuration continuant, le malade conserva une fistule permanente, des urines troubles, une cystite interne et, au mois de décembre 1916, c'est-à-dire un an après, je me décidai à lui faire une néphrectomie. A ce moment-là, son Az était de 0,55, sa K. de 0,091.

L'opération eut lieu le 10 janvier 1917, sous l'anesthésie générale. Le rein était perdu au milieu des adhérences qui l'enveloppaient. Je fis cependant une néphrectomie sous-capsulaire et posai une ligature en masse à la soie sur un pédicule court, dur, inextensible; je dus faire une néphrectomie par morcellement.

Le malade quitta le service le 14 mars 1917, sa cystite étant très améliorée et son état général sensiblement meilleur; il conservait cependant une fistule et revint, ultérieurement, tous les deux jours au pansement. C'est au mois de novembre 1917, c'est-à-dire près d'un an après mon opération, qu'il présenta par sa fistule un écoulement de liquide abondant, jaune, ressemblant à la bile; en même temps les matières étaient décolorées et le malade commençait à maigrir très sensiblement.

Après quelques hésitations, il se décida à rentrer dans le service le 24 décembre. Peu de jours après, on vit s'éliminer par la fistule le fil de ligature à la soie du pédicule de la néphrectomie.

Le malade était dans un état général assez précaire, avec une fièvre oscillant autour de 38° et un écoulement abondant de bile par sa fistule. La nature de la bile fut confirmée par l'examen chimique; il y avait des matières alimentaires, mais en très petite quantité. Pendant le temps que je mis à étudier ce malade, à le comprendre et à chercher un plan d'opération, son état général s'aggrava sensiblement. Il maigrissait à vue d'œil et j'étais sur le point de prendre une décision opératoire lorsqu'il mourut le 9 février 1918, treize mois après la néphrectomie et quatre mois après sa fistule.

Observation V

(Professeur Pousson.)

Tuberculose rénale gauche avec grosse périnéphrite. — Néphrectomie lombaire gauche sous-capsulaire. — Fistule colique, guérison. — Décédé, trois ans après, de tuberculose pulmonaire.

M. D..., capitaine de hussards, 36 ans, entré à l'hôpital complémentaire n° 19, le 12 juillet 1915. Depuis plusieurs années se plaint de troubles urinaires, caractérisés par des douleurs et des fréquences de la miction, surtout pendant la nuit (six à huit fois environ).

Traité sans résultats par des instillations de nitrate d'argent qui, au contraire, n'ont fait qu'exagérer les phénomènes vésicaux, il a progressivement maigri et s'est considérablement affaibli. Pâleur des téguments, mauvais état général, mais pas de phénomènes morbides du côté des poumons.

Double épididymite bacillaire, non suppurée. Prostate volumineuse, bosselée; vésicule séminale gauche augmentée de volume, vessie sensible à la palpation bimanuelle.

Rein droit non augmenté de volume, ni douloureux, ni perceptible à la palpation. Rein gauche légèrement plus volumineux, nettement perceptible et douloureux à la palpation.

Urines très louches, purulentes, déposant abondamment et contenant un peu de sang. Environ deux litres d'urine dans les vingt-quatre heures. Composition sensiblement normale au point de vue de l'urée et des sels. Mais grande quantité de pus avec nombreuses hématies et abondants bacilles de Koch. Le cathétérisme urétéral ayant montré un fonctionnement normal du rein droit, sans trace de bacilles dans les urines, et une insuffisance très notable du rein gauche avec présence de très nombreux bacilles de Koch, la néphrectomie gauche est décidée. Le 20 juillet, après anesthésie chloroformique, la loge lombaire gauche est ouverte par incision oblique de l'angle costo-lombaire, à deux centimètres au-dessus de l'épine iliaque antéro-inférieure. Le rein est enfoui dans une couche épaisse scléro-adipeuse dont on a quelque peine à l'extraire.

L'uretère, très volumineux, est isolé jusqu'à son entrée dans la cavité du petit bassin et sectionné au thermo-cautère entre deux ligatures. Le pédicule, un peu gros, est lié en deux faisceaux au catgut, directement, sans avoir été au préalable enserré dans une pince.

L'opération a été rapide, sans incident, si ce n'est la difficulté à extraire le rein de sa loge en raison de la périnéphrite scléro-adipeuse.

Les suites furent d'abord simples, bien que l'opéré demeurât pendant six jours dans un état d'abattement et de faiblesse très grand ayant ensuite nécessité l'emploi du sérum de Murphy et des injections d'huile camphrée. Il commençait à se remettre, sa température, qui jusqu'alors avait été au-dessous de la normale, s'était relevée, dépassant 37° pour atteindre 38°, lorsque le treizième jour après l'opération, en défaisant le pansement, on constate qu'il est souillé de matières fécales en abondance s'échappant de la partie moyenne de la plaie dont quelques points ont cédé. Ayant fait sauté les points de suture qui tiennent encore, on ouvre largement le foyer, qu'on irrigue copieusement à l'eau oxygénée.

Malgré la plus grande attention, il n'est pas possible de voir l'ouverture du colon au fond de la plaie, et on n'insiste pas pour le rechercher.

Pendant trois jours, l'écoulement des matières fécales persiste très abondant, nécessitant le renouvellement du pansement deux fois par jour et des lavages à l'eau oxygénée.

Le malade, très affaissé, ayant une température au-dessous de la normale, présente un état des plus alarmant. Au matin du quatrième jour, l'issue des matières est moindre et va progressivement en diminuant pour se tarir complètement au douzième jour de son début. Parallèlement, son état général se relève, la température et le pouls redeviennent normaux, la plaie largement béante se déterge et se couvre de bourgeons charnus, mais la cicatrisation marche lentement et elle n'est complète qu'à la fin de septembre, c'est-à-dire plus de deux mois après l'intervention.

Ce malade, dont les troubles vésicaux ne se sont jamais améliorés malgré un traitement topique inlassablement poursuivi par l'iodoforme, le goménol et autres substances, a fini par succomber, au mois d'août 1918, à la généralisation aux poumons de l'infection tuberculeuse.

OBSERVATION VI

(Professeur POUSSON, Association française d'urologie, 1906.)

Pyélonéphrite calculeuse, néphrotomie. — Néphrectomie sous-capsulaire gauche secondaire. — Fistule du côlon qui a persisté malgré deux tentatives d'entérorraphie latérale.

Mme B..., 38 ans, sans antécédents morbides héréditaires ou personnels, a ressenti pour la première fois, il y a cinq ans, des douleurs dans le côté droit avec irradiations vers la fosse iliaque et l'aine, et vomissements. Il y a deux ans, la douleur, qui est restée sourde et continue à droite, passe à gauche et présente de ce côté des exacerbations provoquées par la marche et la fatigue. A la même époque, apparaissent la pollakiurie et la pyurie. A l'examen, le rein droit n'est pas perceptible, mais le rein gauche est volumineux, globuleux, ballottant, très sensible à la pression, surtout en avant. *Urines*, 2,200 centimètres cubes dans les vingt-quatre heures, très purulentes, contenant des colibacilles en grande quantité, mais pas de bacilles de Koch. Etat général mauvais; inappétence, digestions pénibles, petites ascensions thermiques tous les soirs.

Néphrotomie le 24 février 1894. — Découverte, par l'incision lombaire gauche, d'un gros rein présentant au pôle inférieur une résistance qui correspond à un calcul du volume d'une amande verte et de la forme d'un haricot enclavé dans un calice, d'où on l'extrait aisément. A l'exploration minutieuse, pas d'autres calculs. Drainage du bassinet.

Rapidement la santé de Mme B... se relève, mais les urines restent troubles et purulentes et, après la suppression du drain, il s'établit une fistule lombaire uro-purulente. Cette fistule fonctionne d'abord suffisamment, mais environ un mois après se produit de la rétention rénale avec phénomènes graves de septicémie, qui déterminent à faire la néphrectomie.

Néphrectomie le 22 mai. — Périnéphrite ulcéreuse très épaisse et très dense, rendant très laborieuse l'extirpation sous-capsulaire du rein qui, au cours des manœuvres, se rompt, donnant issue à un flot de pus. Le pédicule ne pouvant être suffisamment isolé, un clamp est placé sur sa masse qui est sectionnée au-dessus. La pince est laissée à demeure. La malade surmonte vite le choc opératoire et les suites sont simples. La pince est enlevée au cinquième jour et *le septième jour*, en faisant le pansement, on le trouve souillé de matières fécales s'échappant par une *ulcération du côlon* au contact de l'instrument. Cet accident n'eut pas de suite au point de vue de la vie, mais il persista une fistule contre laquelle échouèrent deux tentatives d'entérorraphie latérale. A part cette infirmité, santé excellente, se maintenant encore huit ans après l'intervention. Depuis cette époque la malade a été perdue de vue.

Observation VII

(Docteur J. Oraison.)

Tuberculose rénale avec énorme périnéphrite scléreuse. — Néphrectomie lombaire gauche extra-capsulaire. — Fistule intestinale consécutive. — Guérison spontanée le onzième jour.

Femme de 38 ans, atteinte de tuberculose rénale gauche. Etat général très cachectique, mais épreuve d'Albaran démontrant un fonctionnement parfait du rein droit.

Néphrectomie lombaire gauche. — Rein volumineux, noyé dans une gangue très épaisse de périnéphrite scléreuse, rendant l'opération extrêmement pénible.

On arrive cependant à pratiquer la *néphrectomie extra-capsulaire*, sans ouverture du péritoine, et à lier le pédicule qui est très court et épais. Les premiers jours, tout marche très bien. Le cinquième jour, le pansement est fortement souillé de matières fécales.

Spontanément, celles-ci ne passent plus à partir du onzième jour et la malade guérit très bien de notre intervention.

A son départ, elle a beaucoup engraissé; les urines sont très limpides; les mictions sont beaucoup moins fréquentes et presque plus douloureuses.

Observation VIII

(Legueu, Association française d'urologie, 1910.)

Pyonéphrose, néphrectomie lombaire gauche. — Fistule intestinale consécutive. — Guérison après avoir pratiqué une entéro-anastomose.

La malade avait été prise, en février 1902, de quintes de toux et de douleurs dans la région lombaire gauche et dans le dos. Elle put, malgré cela, vaquer aux soins du ménage, mais chaque jour se fatiguait davantage.

En juin 1902, elle ressentit dans la région lombaire gauche, et à plusieurs reprises, des douleurs sous forme de crises. Son rein augmentait de volume, bombait surtout vers la région abdominale; elle le sentait surtout volumineux vers le soir et rendait des urines troubles et chargées de pus. Après une de ces évacuations, elle se sentait très soulagée.

Pendant quelque temps ces accès se reproduisirent sans changement notable dans la santé générale. Tout ceci se passait à la campagne et il fallut quelque temps pour que la malade suivît le conseil de son médecin de venir à Paris pour se faire examiner et traiter.

C'est dans ces conditions qu'elle vint dans mon service; elle présentait une grosse tumeur qui occupait la région du rein droit, tumeur de volume considérable et telle que l'on n'en voit plus de pareilles.

La présence de pus en quantité notable dans les urines permettait de penser que cette tumeur était une pyonéphrose; elle était tendue, ramollie par places, douloureuse au palper. Les besoins d'uriner étaient en augmentation notable, la malade urinait toutes les deux heures le jour et toutes les heures la nuit.

Par ailleurs, la température était constamment au-dessus de la normale et oscillait entre 37°5 et 38°5. La malade était dans un état de maigreur accentué et son teint avait pris la teinte jaune paille des cachectiques avancés.

Par le cathétérisme des uretères, voici les renseignements que nous trouvâmes. Le rein droit, qui fut seul cathétérisé, donna une urine très claire et de qualité parfaite; du côté gauche, au contraire, on ne pût entrer la sonde dans l'uretère; et par la sonde vésicale il ne s'écoula rien pendant le temps de l'examen.

Dans ces conditions, il était possible de pratiquer la néphrectomie sans aucun risque du fait du rein sain; les seules difficultés étaient la faiblesse de la malade et la complexité opératoire tenant au volume considérable de la tumeur.

Je pratiquai l'opération, le 10 septembre 1902, par la voie lombaire.

Le rein était enveloppé d'une périnéphrite interne et il y avait tout autour du rein, dans différentes directions, des abcès développés entre le rein et sa capsule. La néphrectomie fut dès lors très difficile; j'eus quelque peine à reconnaître et conserver comme champ d'action le plan sous-capsulaire; du pus s'écoulait de tous les côtés à la fois et je dus morceler le rein pour l'avoir en entier. L'uretère était très gros, enveloppé lui aussi d'une péri-uretérite interne, malgré cela sa lumière n'était pas effacée, elle était seulement très rétrécie.

Malgré toutes ces difficultés, je pus terminer cette opération comme d'habitude et sans que rien soit venu me témoigner qu'une faute avait été commise au cours de l'opération.

A la suite, la réaction fut très vive; pendant deux jours cette malade fut entre la vie et la mort; il y eut du refroidissement, de la pâleur, les extrémités restèrent glacées; le pouls filiforme. En un mot, le choc fut considérable et je crus que la malade allait succomber. Grâce à des médications énergiques, on put la remonter; le taux des urines qui, dans les premiers jours, n'avait pas dépassé quelque cent grammes, se releva peu à peu; mais, *au troisième jour*, je fus très surpris de trouver des matières intestinales dans le pansement. Il y avait donc sûrement une brèche faite à la paroi de l'intestin et, depuis lors, les matières ont continué à passer presque en totalité par la plaie lombaire.

Cependant, l'état général se remontait peu à peu et il devenait certain que la malade allait guérir, mais avec une fistule intestinale sur laquelle devait se concentrer désormais tout l'intérêt de cette observation.

Je crus tout d'abord ne devoir rien faire et laisser à la nature le soin de réparer elle-même cette faute, sans y compter beaucoup.

Au bout de quelque temps, les matières commencèrent à passer par le bout inférieur de l'intestin et à diminuer par la fistule.

La plaie se ferma peu à peu malgré la grande irritation dont elle était pourvue et, quand la malade fut en état, je la renvoyai chez elle, laissant au temps le soin de faire son œuvre.

Je ne revis cette malade qu'un an après, en septembre 1903. Elle avait toujours sa fistule, mais elle était considérablement réduite : deux ou trois trajets fistuleux se voyaient dans la cicatrice de la région lombaire et chacun donnait issue tous les jours à des matières et à des gaz. Leur expulsion faisait souffrir notre malade qui, ne voyant depuis cinq ou six mois aucun progrès dans son état, commençait à se désespérer et demandait une opération libératrice. De temps en temps, une oblitération partielle d'un trajet déterminait un abcès, donnant lieu à des douleurs qui cessaient après l'ouverture spontanée.

Il me sembla que j'avais obtenu du temps tout ce que j'étais en droit d'en attendre et, dans ces conditions, je devais intervenir.

Pensant tout naturellement que la fistule se trouvait sur le trajet du côlon descendant, je me mis en devoir de faire une entéro-anastomose.

Le 30 septembre 1902, laparotomie médiane; je vais à la recherche de l'intestin grêle à sa terminaison et choisissant par ailleurs l'anse oméga, je les rapproche l'un de l'autre et procède à un abouchement latéro-latéral.

A la suite de cette opération, les matières intestinales continuèrent à passer presque dans les mêmes conditions par la fistule. Cela ne me surprit pas outre mesure; d'abord, je n'avais fait qu'une entéro-anastomose et non une exclusion de l'intestin. Mais, même avec cette dernière opération, je n'aurais pas eu, ou du moins je le crois, une oblitération immédiate, car il fallait encore compter avec le reflux des matières de l'anastomose intestinale vers le haut, vers la fistule. Entre la fistule, en effet, et l'anastomose, il n'y avait qu'une petite distance, et il était tout naturel de penser que les matières pouvaient refluer facilement vers le haut.

Je devais donc attendre et, plus tard, je devais faire une exclusion intestinale au cas où je n'aurais pas obtenu, par ma première opération, un résultat suffisant.

Je renvoyai bientôt cette malade chez elle et je ne la revis qu'un an après; voici dans quel état :

Pendant trois mois, elle avait eu un écoulement de matières comme avant; puis, il y eut une diminution très sensible. Alors, ce fut un écoulement d'eau sale, puis de gaz seulement. Après, les gaz diminuèrent sensiblement, bien que de temps en temps se produisent de petits accès. L'état général est excellent; la malade a engraissé de 10 livres; il y a donc progrès sur toute la ligne et maintenant j'espère que nous aurons sans autre moyen un résultat définitif.

Je revois ma malade en octobre 1905; depuis le mois de mars, elle n'a plus eu de matières. De temps en temps des gaz passent au moment des purgations. Un seul petit trou imperceptible est encore visible au fond de la cicatrice lombaire. Ce n'est plus rien et je considère cette malade comme guérie.

Depuis lors, en effet, la guérison s'est complétée et aucun écoulement ne se produit par la plaie lombaire.

OBSERVATION IX

(NICOLICH, Association française d'urologie, 1910.)

**Fistule intestinale après une opération pratiquée sur le rein.
Guérison spontanée au bout de dix jours.**

Il s'agissait d'un homme assez robuste de 33 ans, qui entra dans mon service avec une fistule intestinale et rénale.

Tout ce que j'ai pu savoir de cet homme, c'est que, deux mois auparavant, il avait été opéré dans un hôpital allemand pour hydronéphrose et que, cinq jours après l'opération, il vit sortir par la plaie urine et matières fécales. On voyait près du bord externe du muscle droit une cicatrice longitudinale qui présentait, dans son angle inférieur, une petite fistule d'où sortait continuellement l'urine et par moment la matière fécale.

Pour fermer la fistule, je pratiquai une incision sur la cicatrice et, après avoir isolé l'intestin, je fis la suture de la fistule et de la paroi abdominale, laissant un drainage de gaze à l'angle inférieur de l'incision. Pendant six jours il n'y eut aucun suintement d'urine par l'incision et l'urine émise par l'urètre était très trouble; au septième jour, l'urine sortit de nouveau par la fistule et l'urine émise devint presque limpide.

Un mois après, j'ai fait par voie lombaire la néphrectomie; le rein était presque tout chargé en un sac de pus de très mauvaise odeur. L'opération a été très difficile à cause des adhérences; le péritoine se déchira dans deux endroits; pince à demeure sur le pédicule, tamponnade de la plaie. Dans le sac pyonéphrétique il y avait un petit calcul.

Pendant deux jours le malade était dans un très mauvais état; une semaine après la néphrectomie, la fistule intestinale s'ouvrit, il y eut un petit suintement de matières fécales qui dura dix jours.

Un mois après la seconde opération, la plaie de la néphrectomie et la fistule étaient fermées et le malade quitta l'hôpital en très bonnes conditions et avec urines limpides.

OBSERVATION X

(Thèse de Pagès, Lyon, 1908-1909.)

Néphrectomie gauche extra-capsulaire, fistule stercorale du côlon. — Mort, six ans et dix mois après l'intervention, par lésion de l'autre rein, probablement antérieure à l'opération. — La fistule stercorale a persisté.

F..., 49 ans, envoyé par le docteur Dupasquier (de Juliénas). Pas de blennorragie, n'a jamais été sondé.

12 *mai* 1912 : Entre à l'hôpital. Début il y a quatorze mois; pas de troubles de la miction.

A souffert un peu du rein. Actuellement mictions toutes les demi-heures, s'accompagnant d'un peu de brûlure. Urines purulentes, deux litres en vingt-quatre heures.

Examen direct. — Rien, inoculation positive. Pas de sang décelable à l'œil nu.

Vessie. — Capacité, 75 grammes. Au cystoscope, orifice uretéral gauche, marqué par une dépression (cytoscopie faite dans de mauvaises conditions).

Rein. — A droite, rien; à gauche, énorme. Séparation avec le Luys mal tolérée, insuccès.

Testicules. — Petite induration de l'épididyme droit, de même à gauche, où il y a eu un abcès l'an dernier, duquel il persiste une fistule.

Etat général médiocre. Poids, 61 kg. Taille, 1^{m}70.

5 *juin* 1902 : Néphrectomie gauche extra-capsulaire sans incident. Le rein enlevé est totalement perdu au point de vue fonctionnel. Il est transformé en loges contenant du pus fétide.

Suites. — Otite suppurée et *fistule stercorale du côlon.* Cette fistule a été constatée au moment de l'ablation des mèches et n'a duré qu'une quinzaine de jours.

26 *juillet* 1902 : Exeat. Etat général un peu amélioré, Urines toujours purulentes.

25 *novembre* 1904 : Etat général excellent. La plaie n'est pas encore fermée et il reste encore huit à dix centimètres à se fermer.

Mictions. — Toutes les trois ou quatre heures le jour et toutes les six heures la nuit.

Les mictions sont claires, mais renferment encore du pus. Bref, l'état de santé de F... est des plus satisfaisants.

13 *mars* 1906. — Lettre du docteur Dupasquier. Le malade est gros et gras, état général excellent. La plaie n'est pas encore cicatrisée, elle a dix centimètres de largeur (*fistule stercorale*).

Mictions. — Deux fois la nuit, cinq fois le jour.

Urines. — Léger dépôt purulent.

12 *décembre* 1907 : Le malade envoie de l'urine putréfiée qui, à l'examen, renferme quelques rares globules de pus, nombreux cristaux; proculation positive. La fistule persiste; état général excellent.

Fin janvier 1909 : Le malade meurt après avoir présenté pendant un mois de l'amaigrissement, de la fièvre, avec douleur et pyurie. Le rein est devenu énorme.

La fistule non fermée constituait un véritable anus contre nature.
(Lettre du docteur Dupasquier.)

OBSERVATION XI

(Thèse de BOECKEL, Nancy, 1911-1912.)

Tuberculose rénale caverneuse gauche. — Néphrectomie lombaire sous-capsulaire gauche. — Fistule intestinale consécutive. — Guérison spontanée. — Mort, cinq mois et demi plus tard, de tuberculose généralisée.

G..., 47 ans, compassier, entre dans le service de M. le professeur agrégé André le 9 juin 1907.

Antécédents héréditaires, néant.

Antécédents personnels : bonne santé jusqu'à il y a quatre ans, jamais de blennorragie. Marié, femme et un enfant en bonne santé.

La maladie actuelle a débuté, il y a quatre ans, par des douleurs assez vives, surtout vers la fin de la miction. Ce n'est que six mois après que les mictions deviennent plus fréquentes (le malade urinant toutes les demi-heures) et les urines troubles. Pas d'hématuries.

Il vient alors consulter le 8 novembre 1904. On diagnostique une cystite tuberculeuse et on prescrit des injections d'huile gaïacolée-iodoformée. Au bout de vingt jours de séjour à l'hôpital, la cystite s'est bien améliorée. De retour chez lui, il continue lui-même ses injections d'huile. Les urines deviennent claires, les mictions plus espacées (chaque deux heures), il ne souffre plus en urinant. L'état général est resté bon et le malade peut continuer son travail.

On ne note rien de spécial à la prostate ni aux épididymes.

En 1905, G... revient à la consultation des voies urinaires, se plaignant d'une sensation de plénitude dans le rectum, de douleurs vives en allant à la selle.

A l'examen on constate un abcès de la prostate que l'on ouvre par le rectum.

Il présente de nouveau quelques phénomènes de cystite.

Quinze jours après, nouvel abcès de la prostate, qui s'ouvre spontanément dans le rectum.

Le malade retourne chez lui et continue ses injections d'huile. La cystite s'améliore. Au mois de mars 1907, le malade est revu; il a toujours de la cystite. Les urines sont un peu troubles, les mictions ont lieu chaque heure et sont douloureuses.

Rien à la prostate, l'état général est bon. A la queue de l'épididyme gauche, on constate une induration de la grosseur d'une noix, très dure, pour laquelle le malade rentre à l'hôpital.

Le 13 mars, résection du noyau épididymaire, réunion par première intention. Le malade sort guéri le 10 avril 1907.

Il revient consulter le 9 juin, se plaignant de douleurs dans le côté gauche.

Les urines sont louches et forment un dépôt abondant, les mictions sont très fréquentes et très douloureuses. Par moment même le malade rejette de véritables flots de pus en urinant.

A la palpation le rein gauche paraît très augmenté de volume. Il entre à l'hôpital le 9 juin 1907.

Etat actuel 1ᵉʳ juillet 1907 : Homme assez amaigri et affaibli, petites poussées fébriles le soir. Peu d'appétit.

Vessie. — La pollakiurie est très manifeste (chaque vingt minutes). Urines très troubles, grande quantité de pus et mictions douloureuses.

Reins. — Palpation bi-manuelle de la région lombaire gauche rendue difficile par la défense musculaire, on perçoit une masse très dure et douloureuse. Cet organe semble augmenté de volume, il descend notablement au-dessous de l'ombilic. Le rein droit n'est pas perceptible à la palpation.

Appareil génital. — Epididymes souples, rien à la prostate.

Cystoscopie. — On voit sortir du pus de l'uretère gauche et venir traverser le champ de l'appareil. La muqueuse vésicale est très congestionnée, surtout à gauche. On ne constate pas d'ulcération.

Epreuve du bleu de méthylène satisfaisante, élimination com-

mençant demi-heure après l'injection et se poursuivant régulièrement.

Appareil respiratoire. — Signes nets d'induration bacillaire du
sommet droit, rien à gauche.

Le 25 juillet 1907, intervention.

Néphrectomie lombaire·sous-capsulaire gauche. — Longue inci-
sion·recto-curviligne. Le rein est rapidement mis à·découvert. Il
est volumineux et adhère fortement aux couches profondes de la
graisse péri-rénale, de sorte qu'on est obligé de faire la néphrectomie sous-capsulaire. L'organe apparaît transformé en une série
de grosses bosselures qui sont autant de poches purulentes. La
décortication du rein se fait sans·trop de difficultés, mais pendant
ce temps plusieurs des bosselures purulentes, à parois très amin-
cies, crèvent et le pus se répand dans la·plaie. Le pédicule est
extrêmement épais et·friable. Les pinces l'écrasent en partie. Une
fois le rein enlevé, on lie le pédicule avec deux gros catguts super-
posés. On résèque aussi en partie la graisse périrénale décollée.
La vaste plaie est ensuite lavée à l'eau oxygénée, puis tamponnée
avec mèche de gaze à l'ectogan et·deux compresses. Sutures par-
tielles des muscles au catgut et de la·peau aux crins.

Suites opératoires. — Le soir, shock considérable; on fait
500 grammes de sérum artificiel. Le lendemain, le malade est un
peu remonté. Les urines ont atteint 1,000 grammes et les jours
suivants·se maintiennent entre 1,200 et 1,500 grammes, et sont bien
moins troubles qu'avant l'opération. Le troisième jour, premier
pansement. On retire les mèches; on fait un lavage de la plaie à
l'eau oxygénée et on tamponne de nouveau avec une mèche à
l'ectogan. Le pansement est renouvelé de la même façon chaque
deux jours. Suppuration modérée: Quelques jours après l'opération le malade ne souffre plus de la vessie.

Le 19 août : Très bon état général; le malade a repris de l'appétit
et mange bien. La plaie va bien, suppure peu et est en grande
partie comblée. On fait le pansement chaque deux jours. Lavages
à l'eau oxygénée et petites mèches à·l'ectogan.

Fistule intestinale. Le 23 septembre. — Depuis deux ou quatre
jours, le malade avait de la fièvre tous les soirs, entre 38° et 39°,

sans qu'on pût en trouver la raison. *Aujourd'hui les matières fécales ont fait irruption par la plaie dans le pansement*. Il s'est produit une fistule intestinale, siégeant probablement sur le côlon descendant.

Le 26 septembre : Il passe moins de matières fécales.

Le 14 octobre : Il ne passe plus de matières fécales par la plaie, qui suppure peu et a bon aspect. Etat général satisfaisant.

Le 17 octobre : Les matières ne passent plus, mais il y a encore des gaz, peu de suppuration.

Le 23 novembre : Le malade paraît en très bonne santé et il repart chez lui.

Suites éloignées. — Nous avons appris récemment que G... avait succombé le 5 janvier 1909, cinq mois et demi après l'intervention.

Son état général avait décliné petit à petit et le malade est mort dans un état de marasme dû, vraisemblablement, à de la tuberculose généralisée.

CHAPITRE II

CONDITIONS DANS LESQUELLES SE PRODUISENT
LES BLESSURES DE L'INTESTIN

De l'étude de ces différentes observations, il résulte que
la formation de la fistule intestinale consécutive à la blessure
de l'intestin au cours de la néphrectomie, est beaucoup plus
fréquente à gauche qu'à droite. En effet, nous n'avons pu
recueillir que quatre observations pour les néphrectomies
droites, alors que nous en possédons sept pour les néphrectomies gauches.

De plus, pour le rein gauche, ces fistules sont toujours des
fistules du gros intestin, tandis que pour le rein droit, ce
sont le plus souvent des fistules du duodénum.

Donc, pour le rein gauche, *fistules côliques*; pour le rein
droit, *fistules duodénales*.

Evidemment, le côlon ascendant et l'angle côlique droit
peuvent aussi être lésés dans les néphrectomies droites, mais
les rapports du rein droit sont beaucoup plus intimes et plus
immédiats avec le duodénum; aussi c'est cette portion de
l'intestin qui est le plus souvent lésée à droite. Il en est de
même pour l'angle côlique gauche et le côlon descendant,
qui sont en rapport de contiguïté avec le rein gauche.

Ajoutons encore que ces rapports anatomiques du duodénum et du côlon sont rendus beaucoup plus intimes par
le développement des tumeurs rénales.

Par les modifications qu'il apporte dans la région, le
développement pathologique de ces tumeurs nous fait voir

comment changent les conditions opératoires, comment augmentent les difficultés de l'intervention et, enfin, comment sont possibles les blessures de ces organes.

Etudions d'abord l'anatomie topographique. Elle nous permettra d'établir nettement les rapports des organes de la région. Nous aborderons ensuite l'étude de l'anatomie pathologique et l'examen des conditions opératoires, en essayant de préciser le mode de production de ces blessures.

A. — **Conditions anatomiques. — Anatomie.**

Dans son quart inférieur (Testut et Jacob), la face antérieure du rein droit est en rapport avec le côlon ascendant et avec la portion initiale du côlon transverse (angle hépatique du côlon), dont le méso, toujours fort court, la croise en s'attachant sur elle. Ces rapports du rein droit avec le côlon sont beaucoup moins étendus que du côté gauche.

La face antérieure du rein droit est encore en rapport avec *la deuxième portion du duodénum*, qui descend verticalement le long de sa partie interne (recouvrant parfois une plus grande étendue de cette face) et qui croise à angle droit, au niveau du hile, le bassinet et les vaisseaux rénaux. Cette deuxième portion du duodénum, tapissée par la lame de Treitz, répond à la veine cave inférieure, dont elle recouvre la moitié ou les deux tiers externes, et à la partie interne de la face antérieure du rein droit qui, lui, adhère parfois d'une façon intime.

La face antérieure du rein droit étant croisée par la portion initiale du mésocôlon transverse, au niveau de son extrémité inférieure, il en résulte que cette face est presque entièrement sus-mésocôlique. Elle répond, dans la plus grande partie de son étendue, à la paroi postérieure de cette partie de l'étage supérieur de l'abdomen décrite sous le nom d'espace sous-hépatique.

Pour le rein gauche, la face antérieure de cet organe, au niveau de sa partie moyenne, est en rapport avec la portion

terminale du côlon transverse, dont le méso la croise en
s'insérant sur elle. Elle est encore en rapport avec la portion
initiale du côlon descendant, qui fait suite au précédent et
qui descend le long de la portion externe de la moitié (quelquefois des deux tiers inférieurs) de cette face, en la débor-
dant plus ou moins en dehors. Comme on le voit, le rein
gauche affecte, avec les côlons transverse et descendant, des
rapports bien plus étendus que ceux que présente le rein droit
avec les côlons ascendant et transverse.

Par l'intermédiaire du péritoine pariétal postérieur qui la
tapisse, la face antérieure du rein gauche est encore en rapport, au-dessus de l'insertion du méso-côlon transverse, c'est-
à-dire dans sa moitié ou dans son tiers inférieur, avec
l'arrière-cavité des épiploons. Au-dessous du méso-côlon
transverse, par conséquent dans sa moitié ou dans ses deux
tiers inférieurs, cette même face est en rapport avec les
anses grêles.

Tandis que la face antérieure du rein droit, presque entièrement sus-mésocôlique, répond seulement à l'étage inférieur
de la cavité abdominale, la face antérieure du rein gauche
répond à la fois à l'étage supérieur et à l'étage inférieur.
En s'insérant sur elle au niveau de sa partie moyenne, le
mésocôlon transverse la divise, en effet, en deux portions
d'étendue à peu près égale : une portion sus-mésocôlique
et une portion sous-mésocôlique. Cete portion sous-mésocôlique est tapissée par le péritoine pariétal postérieur, qui
est renforcé par la lame fibreuse de Toldt.

B. — Conditions anatomo-pathologiques.

D'après ces quelques données d'anatomie topographique,
nous venons de voir que les deux reins présentent, l'un avec
le duodénum, l'autre avec le côlon, des rapports très intimes.
L'anatomie pathologique nous montre aussi que ces organes
subissent souvent l'influence du développement des tumeurs
rénales et réagissent toujours aux modifications produites

dans l'atmosphère cellulo-adipeuse de la loge rénale par le processus inflammatoire.

Les tumeurs rénales, sarcomes et cancer du rein, en effet, se développent presque toujours lentement, insidieusement même, et si une hématurie, « signal d'alarme », ne vient donner l'éveil au malade et au chirurgien, la tumeur rénale, le néoplasme, continue à s'accroître jusqu'au jour où les douleurs deviennent fortes, les troubles fonctionnels accusés.

Cette tumeur occupe un siège qu'il est utile de connaître et indispensable de préciser. En effet, elle repose en arrière, sur une épaisse couche de muscles et d'aponévroses qui lui forment une enveloppe résistante, bridée en haut et en bas par des surfaces osseuses, la dernière côte et la crête iliaque; elle rencontre de ce côté, lorsqu'elle se développe, un obstacle à son expansion. En haut, le rein néoplasique ne peut prendre de l'extension, car le foie lui oppose une barrière lourde et puissante.

Ainsi, la tumeur rénale se trouve enserrée de tous côtés par des plans résistants. Une seule voie reste libre, c'est la voie latéro-abdominale; elle se portera toujours de ce côté, refoulant les anses intestinales vers la ligne médiane. De ce fait, la tumeur rénale devient une tumeur abdominale. Le rein néoplasique n'est jamais une tumeur lombaire.

On comprend, en effet, sans peine, qu'une masse de nouvelle formation, apporte en se développant un trouble plus ou moins intense du côté des organes abdominaux. Le péritoine réagit par une inflammation chronique; des adhérences s'établissent. Ces tumeurs rénales ne restent pas toujours encapsulées, rondes, nettement limitées, leur caractéristique est précisément d'être de bonne heure adhérentes aux organes voisins. Ces adhérences peuvent être telles, qu'il est parfois très difficile, pour ne pas dire impossible, de séparer la tumeur de ces organes au cours de l'intervention.

Il en est de même dans certaines tuberculoses rénales, dans certaines hydronéphroses, et surtout dans les pyélonéphrites et les pyonéphroses. Dans ces diverses affections des reins, il

y a le plus souvent une réaction de l'enveloppe cellulo-grais-
seuse du rein qui se défend contre l'inflammation; il y a de
la périnéphrite.

Cette périnéphrite peut encore aboutir à la sclérose par
transformation fibreuse du tissu conjonctif, ou bien encore à
la lipomatose par exubérance du tissu adipeux. Ces deux
ordres de lésions peuvent encore se combiner en proportions
variables et il peut y avoir alors de la périnéphrite scléro-
lipomateuse, qui donne parfois et surtout même, aux reins
calculeux, l'apparence de tumeurs très volumineuses.

De son côté, le péritoine réagit, des adhérences s'établissent avec les viscères abdominaux, dont les rapports immédiats, comme nous venons de le voir d'après les quelques
données d'anatomie topographique précédentes, sont rendus
beaucoup plus intimes par les diverses transformations subies
par le tissu de la loge rénale et surtout par la réaction
péritonéale.

Très souvent le rein, l'atmosphère périrénale, le péritoine,
le duodénum ou bien le côlon, finissent par ne plus former
qu'un seul et même bloc.

Ce sont donc les organes abdominaux et plus particulièrement l'intestin qui, en raison de ses rapports anatomiques,
sera surtout adhérent à la masse périrénale.

C'est dans ces conditions que la néphrectomie devient difficile et délicate. Il faut au chirurgien beaucoup de patience
et beaucoup d'habileté pour mener à bien l'intervention.

C. — Conditions opératoires.

En présence de ces difficultés opératoires, la néphrectomie
sous-capsulaire a été pratiquée six fois sur les onze observations que nous avons pu réunir et la néphrectomie extra-
capsulaire cinq fois.

Dans ces divers cas, il n'y a pas eu de blessure directe de
l'intestin au cours de l'acte opératoire lui-même. Les lésions
de l'intestin se sont traduites par la formation de fistules

intestinales secondaires qui ont apparu entre le quatrième et
le treizième jour après l'opération et même deux mois après,
comme dans l'observation de Boeckel (obs. XI), et un an
après, comme dans l'observation de M. Legueu (obs. IV).

COMMENT DONC CES BLESSURES DE L'INTESTIN PEUVENT-ELLES
SE PRODUIRE ?

Elles peuvent se produire soit directement, soit indirectement.

1° *Directement.* — Au cours d'une néphrectomie extra-
capsulaire surtout, lorsqu'on tente d'enlever un rein avec
périnéphrite intense et adhérences nombreuses. Evidemment,
on doit, dans ce cas, pratiquer la néphrectomie sous-capsulaire, mais, même ce procédé, peut ne pas mettre le chirurgien à l'abri de ces accidents.

L'opérateur peut se trouver en présence de très grosses
difficultés, surtout lorsque tout l'hypocondre est occupé par
une tumeur rénale fortement fixée ou par une de ces poches
pyonéphrotiques avec de nombreuses adhérences.

Dans ces conditions, l'extirpation est très délicate. La
section des adhérences est ardue dans une région profonde,
où c'est parfois millimètre par millimètre que le terrain doit
être gagné. Pour avancer vers le pédicule, le chirurgien se
sert du bout des doigts recouverts d'une compresse.

Par des mouvements d'oscillation de la pulpe digitale, il
s'insinue entre la masse de nouvelle formation et l'organe
adhérent. Quelquefois le pédicule est tellement court et
adhérent, qu'il est obligé de mettre dans la profondeur des
pinces à l'aveugle, et de les laisser à demeure, ne pouvant en
faire la ligature.

Et malgré une technique bien réglée, malgré toute son
habileté et toute sa patience, l'opérateur peut malençon-
treusement blesser directement l'intestin. Ce désagréable
mécompte, qui constitue une faute opératoire, est évidemment assez rare. Cette complication des néphrectomies doit

être sûrement plus fréquente que ne le montre notre statistique.

2° *Indirectement*. — La blessure de l'intestin peut encore se produire de la même façon que la blessure du péritoine, c'est-à-dire au moment du décollement. Mais alors que l'atmosphère périrénale est saine, cet accident constitue une faute; au contraire, cette déchirure peut résulter des adhérences et être évitable si l'on sort du plan de clivage souscapsulaire. Et, même dans ce cas, l'intestin peut être dénudé sans dependant être déchiré; plus tard, dans les jours qui suivent l'opération, la brèche peut se constituer et une fistule intestinale secondaire en est généralement la conséquence. C'est précisément ce qui s'est produit au cours des diverses néphrectomies dont nous donnons les observations dans ce travail.

Nous ne pensons pas que, dans aucun des onze cas que nous rapportons, la cause de la blessure puisse être attribuée à la blessure directe de l'intestin au cours de l'opération. S'il en avait été ainsi, l'écoulement des matières fécales pour les blessures du côlon, ou l'écoulement de la bile et des sucs pancréatiques et intestinaux, pour les blessures du duodénum, auraient souillé le pansement aussitôt après l'intervention. Or, l'apparition de cet écoulement n'a été constatée qu'après le quatrième jour pour les observations II, VIII et X, la fistule intestinale s'étant constituée plus tard dans les autres cas.

C'est donc par un processus ulcératif, que s'est produite la fistulisation intestinale dans ces divers cas. Mais ce processus peut être attribué lui-même à des causes différentes :

a) L'intestin peut être dénudé ou meurtri au cours des manœuvres opératoires lorsqu'on se trouve en présence d'une grosse tumeur scléro-adipeuse emprisonnant complètement le rein et que l'on tente de l'enlever dans sa totalité en un seul bloc par néphrectomie extra-capsulaire (obs. VII).

b) Même en faisant une néphrectomie sous-capsulaire,

c'est souvent en voulant ensuite débarrasser la loge lombaire de la capsule scléro-adipeuse, après l'extirpation du rein que, serrant de trop près l'intestin, on peut, en enlevant les débris de la capsule, blesser cet organe. C'est ce qui s'est produit dans l'observation V. Dans l'observation I, la deuxième portion du duodénum a été probablement meurtrie dans les mêmes conditions et s'est ensuite ulcérée pour donner issue au liquide intestinal le dixième jour. Il est encore possible que, dans ce même cas, l'ulcération du duodénum ait été déterminée par la pression de l'extrémité du drain trop profondément enfoncé.

c) Dans les reins mobiles et ptosés, entraînant l'intestin avec eux par les adhérences de la masse périrénale, lorsque ayant dégagé le pôle supérieur et le pôle inférieur du rein, les deux doigts placés en fourche sur le pédicule rénal, le chirurgien cherche à extérioriser le rein, à le faire basculer pour l'examiner ou pour faire la ligature du pédicule, souvent très court et très adhérent, à ce moment une fissure ou même une déchirure de la paroi intestinale peut se produire par traction et donner lieu ensuite à une fistule intestinale.

d) Nous avons vu, dans le chapitre d'anatomie que, dans la portion sous-mésocôlique du rein gauche, le péritoine pariétal est renforcé en ce point par la lame fibreuse de Toldt. Il importe de se rappeler que « ce feuillet péritonéo-fibreux (péritoine pariétal postérieur, doublé de la lame de Toldt), qui couvre la glande rénale, représente le mésocôlon descendant primitif, accolé à l'ancien péritoine pariétal et que, par suite, c'est dans son épaisseur que se trouvent contenus les vaisseaux du côlon descendant ». (Testut et Jacob.)

Cette lame fibreuse de Toldt peut aussi, au cours des néphrectomies difficiles, être déchirée avec les adhérences ou même prise dans une ligature, et alors, par un processus de nécrose, nous pouvons avoir la formation d'une plaque de sphacèle au niveau du côlon descendant et une fistule intestinale consécutive, véritable anus contre nature, comme semble en donner la preuve l'observation X.

e) Dans les gros reins tuberculeux avec cavernes, il y a souvent des tubercules dans l'atmosphère celluleuse péri-rénale. Si, après avoir fait une néphrectomie sous-capsulaire, on n'arrive pas à débarrasser complètement la loge rénale de tous ces tissus malades, les tubercules continuent à se développer, à évoluer vers la suppuration, et il peut s'établir ensuite une communication pathologique à la faveur d'une ulcération tuberculeuse entre l'intestin et l'atmosphère celluleuse. Ce processus paraît d'autant plus logique et rationnel lorsque la loge rénale est déjà infectée et remplie de pus comme dans les pyonéphroses d'origine tuberculeuse. (Obs. IV, VIII, IX, XI.)

f) Enfin, une pince laissée trop longtemps à demeure sur le pédicule, ou bien un drain trop profondément enfoncé, peuvent, par le contact ou bien par la pression qu'ils exercent sur l'intestin, déjà plus ou moins meurtri par les manœuvres opératoires, déterminer une ulcération à la faveur de laquelle s'établira ensuite une fistule.

C'est probablement ce qui s'est produit dans les observations II, III et VI.

CHAPITRE III

FISTULES INTESTINALES CONSÉCUTIVES AUX BLESSURES DE L'INTESTIN

Après avoir examiné ces conditions opératoires, nous voyons que lorsque l'intestin a été lésé au cours d'une néphrectomie, il se forme généralement une fistule intestinale. Si la blessure, qui peut être directe, n'a pas été constatée au cours de l'opération pour être suturée immédiatement, il s'établit une fistule qui est primitive et apparaît généralement le lendemain ou le surlendemain de l'opération.

Si la lésion a été produite indirectement, c'est-à-dire par un processus ulcératif dont nous venons d'énumérer les causes, la fistule intestinale est secondaire et apparaît plus tardivement.

Nous pouvons donc avoir :

Des fistules intestinales primitives,

Et des fistules intestinales secondaires.

Siège des fistules.

Le siège des ces fistules est différent selon que l'on considère le rein droit ou le rein gauche. A droite ce sont généralement des fistules duodénales, car d'après les rapports anatomiques et les observations cliniques précédentes, nous pouvons constater que c'est le duodénum qui est le plus souvent lésé à droite et principalement dans sa deuxième portion. La lésion duodénale est généralement sous-vatérienne, les sucs gastriques, biliaires et pancréatiques surtout, qui sortent par la fistule et par la plaie, en sont la preuve. A l'autopsie de la malade de l'observation I, il a été constaté que la brèche duodénale siégerait à la partie moyenne de la deuxième portion du duodénum, au niveau de l'embouchure de l'ampoule de Vater. Cette brèche peut aussi être sus-vatérienne et donner issue cependant à ces mêmes sucs intestinaux par le reflux de ces derniers. A gauche, ces fistules intestinales sont des fistules coliques et donnent issue à des matières stercorales. Elles siègent surtout en la partie postéro-latérale de l'angle colique et de la première portion du côlon descendant.

Leur siège s'explique par les rapports anatomiques du rein gauche avec le côlon.

Nous avons donc généralement :

A droite, des fistules duodénales;

A gauche, des fistules côliques.

CHAPITRE IV

SUITES CLINIQUES ET PRONOSTIC
DE CES FISTULES

———

Sur les onze observations que nous donnons, nous voyons qu'il y a eu cinq guérisons spontanées (obs. III, V, VII, IX. XI), une guérison après avoir pratiqué une entéro-anastomose (obs. VIII), deux cas dans lesquels les fistules ont persisté, l'une sans avoir tenté une nouvelle intervention (obs. X), et l'autre malgré deux tentatives d'entérorraphie latérale (obs. VI), enfin, trois décès (obs. I, II, IV), malgré une tentative de suture intestinale (obs. I).

Nous constatons, en outre, que sur les quatre observations de fistules duodénales, il y a eu trois décès. Une seule de ces fistules a guéri spontanément (obs. III) .

Pour les fistules du côlon, il n'y a pas eu de décès, aucune n'a provoqué directement comme les précédentes, la mort du malade. En effet, cinq ont guéri spontanément et deux ont persisté très longtemps, sans que cette complication ait de suite sérieuse pour la vie même du malade (obs. X et VI).

Il est donc aisé de voir que les fistules duodénales sont infiniment plus graves que les fistules coliques.

Les fistules côliques, en effet, aboutissent généralement à la guérision spontanée. Les matières fécales passent plus ou moins abondamment dès que la brèche intestinale est constituée et selon son importance. Le pansement est très souillé les premiers jours; puis les jours suivants, l'écoulement des matières diminue progressivement, pour tarir à peu près complètement, vers le quinzième ou vingtième jour, lorsque la fistule doit se fermer d'elle-même.

Si, au contraire, les matières fécales continuent à passer avec abondance, la plaie s'irrite, la cicatrisation est retardée, la brèche intestinale se répare lentement, le pronostic devient sombre, et ces fistules tendent à devenir chroniques.

Elles peuvent durer des mois et le malade présente au niveau de sa plaie lombaire un véritable anus contre-nature.

Il faut alors essayer d'intervenir quand on a obtenu du temps tout ce qu'on est en droit d'en attendre. Car ces complications, que l'on peut guérir ou du moins tâcher d'améliorer par une nouvelle intervention faite en temps propice, peuvent s'éterniser et devenir fatalement de véritables infirmités qui, tôt ou tard, finiront par retentir sur l'état général du malade.

Les fistules duodénales, au contraire, sont très graves d'emblée. Le pronostic est toujours très sombre et la mort du malade survient presque fatalement par dénutrition, malgré une intervention précoce.

Dès que la brèche duodénale est constituée, le pansement est souillé par un liquide jaune verdâtre, mélangé de chyme et de bile. Si la fistule doit se tarir, ce qui n'est pas la règle, l'écoulement diminue progressivement pour cesser ensuite complètement, comme dans le cas de M. Michon (obs. III). Mais dans ce cas, M. Michon est intervenu très rapidement, avant que la malade ne soit dans un état de dénutrition trop avancé. Il ne put cependant découvrir la lésion, mais se rendant compte que le drain, trop profondément enfoncé, était en contact direct avec le duodénum, ayant pu ainsi provoquer une ulcération, il supprima ce dernier et la guérison ne se fit pas longtemps attendre.

Au contraire, lorsque le liquide intestinal continue à sortir assez abondamment par la plaie, comme dans les trois autres cas, les tissus ne tardent pas à se désunir partiellement. Dans le voisinage de la plaie, la peau s'irrite considérablement et s'ulcère même à tel point qu'au bout de peu de jours, si l'on attend, tout le flanc gauche peut n'être qu'une vaste plaie extrêmement douloureuse au moindre contact.

Malgré le drainage, le lavage de la plaie au sérum, la protection des téguments par des compresses vaselinées, il ne survient aucune amélioration. La peau autour de la plaie continue à être véritablement digérée et le malade s'affaiblit notablement. Cette digestion des tissus est produite par les sucs gastriques et surtout pancréatiques qui sortent alors presque en totalité par la fistule. La bile s'écoule aussi par la plaie à tel point que les matières fécales sont souvent complètement décolorées. A ce moment le malade s'achemine vers une fin rapide. Il ne faut pas attendre ce stade de dénutrition avancée, pour tenter une nouvelle intervention qui consistera à essayer de suturer si on le peut la brèche duodénale ou bien à faire une gastro-entérostomie comme cela a déjà été conseillé.

Il faut agir rapidement si l'on veut avoir quelques chances de succès et si dès le troisième jour après la formation de la fistule, l'écoulement du liquide intestinal ne diminue pas sensiblement, il ne faut pas attendre plus longtemps, on doit intervenir, car, sans cela, le malade est voué à une mort fatale.

CHAPITRE V

TRAITEMENT

Nous allons envisager successivement le traitement des fistules côliques et celui des fistules du duodénum.

A. — Traitement des fistules côliques.

Ce qu'il faut retenir de plusieurs des observations que nous avons rapportées, c'est la tendance à la guérison spontanée que peuvent représenter les fistules du côlon. Il ne faudra donc point se hâter de vouloir obtenir la guérison chirurgicale de ces fistules, il faudra savoir attendre parfois des semaines, et on y sera encouragé évidemment par les faibles diminutions de la fistule et par le peu d'importance des matières fécales évacuées par cette fistule. On suivra du reste assez vite les progrès de la guérison et il n'y a guère d'inconvénient à temporiser, le retentissement sur l'état général étant peu considérable.

Mais si la fistule ne fait aucun pas vers la guérison, force sera d'intervenir chirurgicalement pour tâcher d'éviter au malade une infirmité des plus pénibles.

L'intervention la plus simple sera évidemment tentée en premier lieu. Elle consiste dans la fermeture *in situ* de la fistule intestinale. Après désinfection du champ opératoire, on s'efforcera d'enlever en bloc le trajet fistuleux conduisant jusqu'à l'intestin, dont on suturera la brèche en deux plans.

Evidemment l'écueil est ici, car, en effet, on opère dans un milieu dont il est difficile d'éviter la souillure et surtout parce que la fistule siège sur la portion non péritonisée de l'intestin. Le troisième plan séro-séreux si utile à la gérison des entérorraphies fera défaut.

Ces conditions fâcheuses expliquent l'insuccès fréquent de la suture directe de la fistule. Aussi, chaque fois que cela sera possible, pour renforcer les plans de suture, on s'efforcera d'attirer en arrière du côlon, un rideau péritonéal constitué par le cul-de-sac péritonéal que l'on fera glisser sans l'ouvrir, bien entendu, pour l'appliquer sur la partie de substance suturée.

La guérison est naturellement fonction également des diminutions de la fistule, mais une opération menée avec soin pourra cependant amener cette guérison.

Si la fistule se reproduit il faudra avoir recours à une intervention plus grave qui consistera en une dérivation des matières.

Deux cas sont alors à envisager :

1° *Fistules de l'angle côlique gauche et du côlon descendant.* — Il faudra réaliser après une laparotomie, une exclusion unilatérale de l'anse fistulisée par transverso-sigmoïdostomie. Il est inutile de décrire ici la technique de cette intervention, nous renvoyons pour cela aux traités de chirurgie.

Après cette opération, la fistule peut rester encore perméable par reflux des matières dus aux mouvements rétrogrades du gros intestin. Mais la fistule ne tardera par ordinairement à se tarir et la guérison suivra.

2° *Fistules de l'angle côlique droit et du côlon ascendant.* — C'est l'exclusion unilatérale qui sera réalisée par une iléo-transversostomie, la tendance actuelle étant de n'exclure du gros intestin que le trajet minimum.

Ici le reflux est encore possible, mais la guérison est habituelle.

B. — **Fistules du duodénum.**

La cure de ces fistules, étant donnée leur rareté, n'est sans doute pas établie d'une façon définitive. En effet, les opinions varient à ce sujet, et tout récemment, à la dernière réunion de la Société française d'urologie (janvier 1920), MM. Lecêne et Michon ont fait un rapport sur le traitement de ces fistules duodénales dont ils donnent deux cas de guérison spontanée.

Dans ces cas heureux évidemment, si pareille issue peut se réaliser, elle dépend sans doute des dimensions restreintes de la fistule.

De toute façon, dans les fistules duodénales, au contraire des fistules côliques, il ne faut pas temporiser. C'est très rapidement que l'on sera fixé sur l'évolution de la fistule. Et si la dénutrition s'accentue rapidement, si la plaie s'étend avec des phénomènes de digestion comme dans l'observation que nous publions (obs. I), il ne faut pas attendre plus de trois jours et c'est sans retard qu'il faut tenter une cure chirurgicale.

Quelle est-elle ?

Dans un cas analogue Von Cackovie a réalisé par le procédé de Witzel Von Eiselberg une anastomose du duodénum à la peau. Le bénéfice ne fut d'ailleurs que très passager et le résultat fut ce qu'il devait être, et logiquement on ne peut rien attendre de pareille intervention, la dénutrition devant suivre son cours.

De la dernière discussion à la Société française d'urologie, il résulterait qu'en pareil cas, c'est à une gastro-entérostomie complétée par une exclusion du pylore qu'il faut avoir recours. C'est le traitement proposé par MM. Lecêne et Michon.

Evidemment par cette intervention, l'issue du suc gastrique par la fistule est supprimée, et nous savons à l'heure actuelle, en effet, qu'une simple gastro-entérostomie est impuissante à elle seule à réaliser ce résultat. Une exclusion du pylore doit la compléter.

Mais si cette complication opératoire qu'est l'exclusion du pylore n'ajoute que peu de chose au shock déterminé par une gastro-entérostomie ordinaire, il faut cependant tenir compte de ce shock chez un malade déjà très affaibli habituellement. Le succès doit-il être obtenu à ce prix ? Cela ne parait pas évident *a priori*. Car si le suc gastrique est dévié par cette intervention, les sucs pancréatiques et intestinaux peuvent refluer vers le haut et continuer à se faire jour par la fistule. Les phénomènes de digestion dus autant à l'action du suc pancréatique que des sucs gastriques comme on le sait, suivront leur cours, aussi la fistule et la plaie n'auront d'autre tendance qu'à s'accroître avec ulcération des téguments comme dans les cas que nous avons rapportés.

Le seul bénéfice de cette intervention serait, à notre avis, de lutter contre la dénutrition, les aliments gagnant directement l'intestin grêle et ne passant plus par la fistule duodénale.

La certitude de la guérison par une intervention aussi grave ne pourrait être affirmée, et on conçoit que l'on hésite à tenter une opération de ce genre.

Aussi croyons-nous que la cure de la fistule *in situ* doit être tentée au préalable et sans retard.

L'opinion de M. Legueu est que pareille intervention est peu réalisable.

Dans le cas que nous publions cependant, la voie d'accès de la néphrectomie primitive nous a conduit d'autant plus facilement sur le siège de la fistule que la loge lombaire était vide, débarrassée du rein et que les différents temps de la suture n'offraient aucune difficulté spéciale. C'est donc par la même voie que celle de la néphrectomie qu'il faudra tenter la suture.

Le seul écueil est ici encore l'absence de revêtement péritonéal auquel on pourra s'efforcer de suppléer par le glissement en arrière du cul-de-sac péritonéal paraduodénal que l'on appliquera à la face postérieure de la perte de substance suturée.

Dans le cas qui nous concerne la suture n'a pas tenu, mais il n'est pas dit *a priori* que dans tous les cas il doive en être ainsi. Nous croyons qu'en intervenant très rapidement on a beaucoup de chance de succès.

Ce n'est donc qu'en cas d'échec d'une opération aussi peu shockante que possible que l'on devrait, à notre avis, se résoudre à la gastro-entérostomie avec exclusion du pylore.

On peut se demander, du reste, s'il ne serait pas aussi avantageux de pratiquer une jéjunostomie et d'alimenter le malade par cette voie, escomptant la guérison spontanée de la fistule.

Le petit nombre d'observations recueillies jusqu'ici ne permet pas une opinion définitive à ce sujet.

CONCLUSIONS

Les blessures de l'intestin au cours des néphrectomies sont beaucoup plus fréquentes à gauche qu'à droite.

Elles ont généralement pour conséquence la formation de fistules intestinales.

Pour les néphrectomies droites, ce sont le plus souvent des fistules duodénales toujours très graves d'emblée. Leur guérison spontanée est très rare.

Leur traitement paraît devoir être :

Suture précoce de la brèche duodénale par voie postérieure;

En cas d'échec gastro-entérostomie avec exclusion du pylore.

Pour les néphrectomies gauches, ce sont toujours des fistules coliques beaucoup moins graves et aboutissant généralement à la guérison spontanée.

Si la guérison spontanée ne se produit pas, faire la suture directe de la fistule et en cas d'échec, pratiquer une transverso-sigmoïdostomie pour les fistules coliques du côté gauche et une iléo-transversostomie pour les fistules coliques du côté droit.

BIBLIOGRAPHIE

Andé (Nancy). — Résultats immédiats et éloignés de 57 néphrectomies pour tuberculose rénale (statistique intégrale). *Annales des maladies des organes génito-urinaires*, 1911-1912, p. 1757.

— Deux cas de néphrectomie pour tuberculose rénale. *Revue médicale de l'Est*, Nancy, 1904, p. 481.

Alexander. — Technic of nephrectomy. *Annals of Surgery*, 1908, XI.VI, p. 612-617.

Albaran et Cathelin. — Anatomie descriptive et topographique des capsules surrénales (avec 34 figures). *Revue de gynécologie et de chirurgie abdominale*, novembre-décembre 1901, p. 903 à 1002.

Albaran. — Médecine opératoire des voies urinaires. Paris, Masson, éditeur, 1909.

Boeckel. — Valeur de la néphrectomie dans la tuberculose rénale. Thèse Nancy, 1911-1912.

Barrié. — Contribution à l'étude des néphrectomies secondaires. Thèse Lyon, 1912-1913.

Carlier. — De l'intervention chirurgicale dans la tuberculose rénale (Discussion). Ire session de l'Association d'internat d'urologie, Paris, 1908.

Carlier et Legueu. — Fistule intestinale après la néphrectomie. XIVe session de l'Association française d'urologie, Paris, octobre 1910.

Cathelin. — Statistique annuelle de 30 cas d'opérations rénales. XXIIIe Congrès de l'Association française de chirurgie, Paris, 1er décembre 1910, p. 5.

CATHELIN. — De la meilleure voie d'aborder le rein. *Gazette médicale de Paris*, 1er décembre 1910, n° 73, p. 5.

CHEVASSU. — Néphrectomie par voie latérale pour tuberculose rénale en particulier. XV° session de l'Association française d'urologie, Paris, 1911, p. 557-563.

CECCHERELLI. — Indications opératoires dans la tuberculose du rein. Rapport au Ier Congrès international d'urologie, Paris, septembre-octobre 1908, p. 466.

COSTER et DELCROIX. — Suites d'une néphrectomie pour tuberculose rénale droite. Société belge d'urologie, 3 janvier 1909.

CACKOVIE. — Uber Fistelu des Duodenum. *Arch. f. Klin. Chir.*, 1903, LXIX, 3.

DIELORE et ARNAUD. — Tuberculose rénale avec énorme périnéphrite scléreuse, néphrectomie transpéritonéale. Société des sciences médicales de Lyon, *Lyon médical*, 27 mars 1910.

GAURAZ. — Néphrectomies secondaires. Thèse Paris, 1910-1911.

ISRAËL, RAFIN, CHEVASSU. — Résultats immédiats et éloignés de néphrectomies. Rapport au Congrès allemand d'urologie, 1911, *Fol. urologie*, 1907.

— Traité chirurgical d'urologie.

LEGUEU. — Traité chirurgical d'urologie. Paris, Alcan, 1910.

LE FUR. — Dix cas de néphrectomie pour tuberculose rénale. Société des chirurgiens de Paris, 1910.

— Néphrectomie pour tuberculose rénale anormale. Société des chirurgiens de Paris, 19 avril 1912.

LAVOIPIERRE. — Néphrectomie extracapsulaire pour cancer du rein. Thèse Lyon, 1911-1912.

LEJARS. — Applications et technique de la jéjunostomie. *Semaine médicale*, n° 30, 27 juillet 1904, p. 233.

MARION. — Technique chirurgicale. Technique de la néphrectomie. *Journal d'urologie*, 1914-1915, p. 666.

MICHOU. — Mortalité opératoire de la néphrectomie. Congrès d'urologie, 1902.

— Néphrectomie droite suivie de fistule duodénale. Société française d'urologie, 1er janvier 1920.

NEWMANN. — Discussion on the indications for nephrotomy and

nephrectomy. *Brit. med. Journal*, London, 1908, II, p. 991-1000.

ORAISON. — Tuberculose rénale; néphrectomie secondaire; guérison. *Gazette hebdomadaire des sciences médicales de Bordeaux*, XXIX, p. 248-250, 1908.

PAGÈS. — La néphrectomie dans la tuberculose rénale. Indications et résultats. Thèse Lyon, 1908-1909.

POUSSON. — Précis des maladies des voies urinaires. O. Doin, éditeur.
— Mortalité opératoire de la néphrectomie. Congrès d'urologie, 1900.
— De l'avenir des néphrectomisés. XVe Congrès international de médecine. Budapest, 1909, sect. XIV, p. 97-117.

RAFIN. — Néphrectomie pour tuberculose rénale. *Lyon médical*, 1906, CVI, p. 1026-2031.
— Mortalité opératoire de la néphrectomie. *Lyon médical*, 1908.
— Gravité opératoire de la néphrectomie primitive pour tuberculose. *Lyon médical*, 1908, CX, p. 57-61, et *Revue pratique des maladies des organes génito-urinaires*, 1908.
— Tuberculose rénale fermée. Abcès froid tuberculeux périnéphrétique. Néphrectomie. Guérison. *Lyon médical*, 1908, CX, p. 1194, et *La Clinique*, 14 août 1908

WILDBOLZ. — Résultats immédiats et éloignés de néphrectomie. Congrès de l'Association allemande d'urologie, septembre 1911.

38.055. — Bordeaux Imprimerie Y. Cadoret, 17, rue Poquelin-Molière

www.ingramcontent.com/pod-product-compliance
Ingram Content Group UK Ltd.
Pitfield, Milton Keynes, MK11 3LW, UK
UKHW031803170726
13836UKWH00003B/1149